APPLICATIONS THÉRAPEUTIQUES

DE

L'HYPNOTISME

ET DE

LA SUGGESTION

Par le Dr Henri DESPLATS,

Professeur de clinique médicale à la Faculté libre de Médecine de Lille,
Médecin de l'hôpital de la Charité.

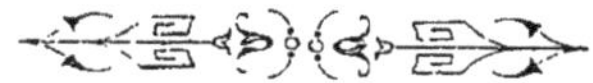

LILLE,
AU BUREAU DU *JOURNAL DES SCIENCES MÉDICALES*,
56, RUE DU PORT.

1886.

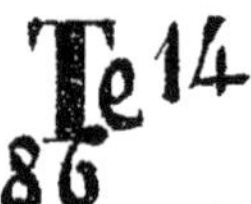

APPLICATIONS THÉRAPEUTIQUES

DE

L'HYPNOTISME

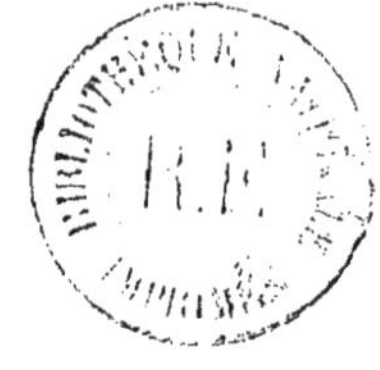

ET DE

LA SUGGESTION

Par le Dr Henri DESPLATS,

Professeur de clinique médicale à la Faculté libre de Médecine de Lille,
Médecin de l'hôpital de la Charité.

LILLE,
AU BUREAU DU *JOURNAL DES SCIENCES MÉDICALES*,
56, RUE DU PORT.

1886.

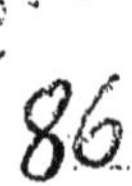

APPLICATIONS THÉRAPEUTIQUES

DE

L'HYPNOTISME

ET DE

LA SUGGESTION.

L'hypnotisme est, décidément, à la mode et les préventions qu'il soulevait dans le monde médical sont, en grande partie, tombées. Il en reste cependant encore et les anciennes, ou d'autres, s'éveilleront si les abus regrettables qu'on signale, un peu partout, se multiplient. Les maîtres en crédit auprès du Pouvoir devraient user de leur autorité pour obtenir qu'en France les séances publiques d'hypnotisme soient interdites, comme elles l'ont été en Italie, en Suisse et en Autriche. Outre les inconvénients, on peut même dire les dangers, qu'elles présentent pour les *sujets* qui se soumettent aux expériences, les séances publiques ou demi publiques éveillent une curiosité malsaine et suscitent des imitations, qui vont se multipliant dans les familles et dans les petits cercles, au grand détriment des jeunes gens *sensibles* qu'on découvre. Je dirais presque que les médecins expérimentateurs ne sont pas à l'abri de tout reproche et que quelques-uns ont cédé à la curiosité dans les expériences qu'ils ont faites et au désir de se mettre en évidence, en communiquant au public leurs résultats.

Tant que la réalité des phénomènes hypnotiques n'était pas bien établie, il était permis de multiplier les expériences. On ne savait pas, du reste, qu'elles étaient dangereuses. Aujourd'hui il n'en est plus ainsi. Les médecins éclairés croient à l'hypnotisme et de nombreux exemples prouvent que le système nerveux est profondément ébranlé par les hypnotisations répétées ou mal dirigées. Il ne devrait donc pas être permis d'y recourir pour satisfaire une vaine curiosité, et les médecins eux-mêmes devraient en user, seulement, dans un but sérieux et lorsqu'ils en connaissent bien l'emploi.

Nous sommes loin d'une pareille règle et, sous prétexte que l'état cérébral du sujet hypnotisé, soulève des problèmes du plus haut intérêt pour le philosophe, le moraliste ou le légiste, des hommes éclairés d'ailleurs, quelques-uns tout à fait étrangers aux choses de la médecine, se font de l'hypnotisation une spécialité, expérimentent en tous sens, ne se préoccupant pas de ce qui en résulte pour leurs victimes, et communiquent aux sociétés savantes les faits surprenants qu'ils ont observés et les conclusions hasardées qu'ils en tirent. C'est là un véritable abus. Avant la vogue actuelle du magnétisme (on a changé le nom, mais la chose est la même), on connaissait des substances qui, comme l'opium, la belladone, le haschich, l'éther, le chloroforme impressionnent vivement le cerveau et produisent des états remarquables dont les philosophes et les moralistes se sont occupés. Est-il venu, pour cela, à la pensée de ces derniers de se servir de ces substances dangereuses pour faire des expériences psychologiques ? Non certes, et si pareille pensée était venue à quelqu'un, la Justice y aurait mis bon ordre. La raison d'une conduite si différente tient à ce qu'on n'est pas encore convaincu qu'il est dangereux de se laisser hypnotiser comme il est dangereux de se laisser chloroformer (1). Aux médecins à éclairer le public sur ce point, mais

(1) C'est à dessein que je ne parle pas des inconvénients et même des dangers moraux que présentent certaines expériences. Dans un journal de médecine, je veux apporter seulement des préoccupations médicales.

avant, il faut qu'ils soient eux-mêmes convaincus. Rien ne me paraît plus efficace pour cela que l'exposé des résultats thérapeutiques surprenants que l'hypnotisme permet d'obtenir. S'il est si puissant pour le bien on comprendra qu'il peut l'être aussi pour le mal et on réservera son emploi à ceux qui s'y sont préparés par des études spéciales.

Je n'ai pas l'intention de faire une revue des faits intéressants publiés par Liébault, Bernheim, Voisin, etc., plus tard je ferai peut-être ce travail. Aujourd'hui, je veux parler des faits qui me sont personnels et dont quelques-uns remontent à une époque déjà lointaine. On s'étonnera peut-être que je n'en aie pas parlé plus tôt ; mais ceux qui savent quel était l'état de l'opinion sur la question du magnétisme, ne me blâmeront pas. Je n'aurais convaincu personne et je me serais compromis.

Dans le courant de l'année 1869, (il y avait alors deux ans que je connaissais les principaux phénomènes magnétiques, ceux qu'on a découverts depuis et quelques autres dont on n'ose pas parler encore) tourmenté par le désir de faire connaître la vérité, après avoir lu les discussions académiques et un certain nombre d'ouvrages de valeur, dont on ne parle pas aujourd'hui (1), je résolus de consulter les survivants de la grande lutte magnétique de 1830 à 1840. Je communiquai mon projet à un de mes camarades d'internat que j'avais rendu témoin de plusieurs faits remarquables, et, ensemble, nous rendîmes visite au baron du Pottet, au Dr Teste, au Dr Foissac, etc. Notre but en entreprenant ces visites était de savoir si ces hommes, qui s'étaient occupés avec ardeur du magnétisme dans leur jeunesse, n'avaient rien découvert qui les eût désillusionnés et écartés de cette étude. Je ne répéterai pas tout ce qui nous fut dit dans ces visites, quoique le souvenir m'en soit très présent, je me bornerai seulement à transcrire la réponse qui me fut faite par un vieillard presque célèbre, auquel j'ex-

(1) Husson, Foissac, Rostan, Frappart, Teste, Georget, Deleuze, du Pottet.

primais mon étonnement de ce qu'il avait gardé le silence sur ce sujet pendant près de quarante ans : « Mon ami, me dit-il, la raison de mon silence n'est pas héroïque, mais, à mesure que vous avancerez daus la carrière, vous vous apercevrez qu'elle est légitime. J'ai cessé de m'occuper de magnétisme parce que j'ai constaté que mon avenir serait compromis, sans aucun profit pour personne ni pour la science, si je continuais. Les clients me fuyaient, les confrères me suspectaient et on murmurait autour de moi le mot de charlatan. C'en était assez pour me perdre et m'empêcher d'arriver à rien. J'ai renoncé à la lutte et on a bien voulu ne pas se souvenir que je m'y étais mêlé. N'oubliez pas que les dispositions n'ont guère changé depuis 1830, et, si vous voulez poursuivre l'étude du magnétisme, mettez-y de la discrétion et veillez à ce que vos maîtres, vos camarades et vos clients l'ignorent ».

Ce petit discours explique pourquoi j'ai tardé à publier quelques-uns des faits que je citerai.

Pour le plus grand nombre des néo-magnétiseurs, particulièrement pour M. Bernheim, la suggestion est tout. Je ne discuterai pas ce point, quoiqu'il y eût beaucoup à dire, et j'exposerai simplement les faits, toute théorie me paraissant encore peu sûre et prématurée. Je commence par une de mes observations les plus remarquables. C'est aussi une des plus récentes.

Obs. I. — *Pseudo-méningite guérie par une séance d'hypnotisme.*

Edmond X... est grand, maigre, sans énergie. Il a aujourd'hui 20 ans. Son père et sa mère sont morts, et je n'ai pu avoir sur eux aucun renseignement. Il y a quatre ans, lors du premier passage du magnétiseur Donato à Lille, il fut un de ses fidèles et servit plusieurs fois à ses expériences publiques. Après quelques séances, il fut pris d'accidents nerveux graves qui mirent sa vie en péril (1). Je le vis pour la première fois en avril 1884. Il se plaignait de maux de tête et

(1) Je n'ai connu ce renseignement qu'après sa première guérison.

je lui fis une prescription banale. Un mois après, les mêmes accidents persistaient sans aggravation. Je lui fis une nouvelle prescription. Le surlendemain il fut pris de douleurs de tête très violentes et, en mon absence, un de mes collègues le visita et constata une peau chaude, un pouls lent et irrégulier, une dilatation inégale des pupilles et quelques autres signes qui le firent penser à une méningite. Le lendemain matin, les douleurs étaient moins vives mais les pupilles inégales et le pouls lent et irrégulier. Je partageai les craintes de mon collègue et crus à une méningite.

Le soir, nouvelle crise d'agitation et de douleur qui me décida à lui prescrire du sulfate de quinine et des sangsues. (Le thermomètre marquait le soir 39° et le matin 38°).

Malgré ce traitement, les accès se reproduisirent, pendant plusieurs jours, le soir, tandis que le matin l'état était toujours meilleur.

J'étais très surpris de l'allure de cette méningite et je conçus quelques doutes, d'autant que le malade, d'une nature très affectueuse, témoignait une grande affection à une des personnes qui l'entouraient et éprouvait un continuel besoin de sa présence. Il était aussi très heureux de me voir et paraissait souffrir lorsque ma visite était retardée. Pour mieux juger de son état, j'arrivai un soir à l'heure de sa crise. Elle était déjà commencée. Il paraissait sans connaissance et était très agité, se plaignait, parlait, repoussait les personnes qui étaient autour de lui ou s'attachait à elles, changeait constamment de position et surtout ne voulait s'en laisser imposer aucune. Ses yeux étaient clos et il paraissait ne rien voir et ne rien entendre. Sa peau était modérément chaude. Après l'avoir observé un moment en silence, je fus convaincu que les accidents étaient purement nerveux et, sans rien dire de ma pensée, j'écartai les assistants et m'approchai seul du malade. Je relevai brusquement sa tête et soufflai sur ses yeux. Instantanément il reprenait connaissance et se précipitait, comme un enfant, au cou d'un des assistants, pour lequel il montrait une grande affection depuis le début de sa maladie. Je l'arrêtai sans mot dire et, le saisissant par le menton, je l'hypnotisai par le regard en une minute. Je le maintins ainsi endormi et calme pendant un quart d'heure, lui appliquant la main sur le front, puis je le réveillai en soufflant sur ses yeux. Je n'avais pas dit un seul mot et les assistants ne comprenaient pas ce que j'avais fait. Il était guéri. Les témoins de cette scène eurent l'ordre de ne pas lui en parler.

Le lendemain, et les trois jours suivants, je l'hypnotisai encore avec la plus grande facilité et constatai qu'il était complètement anesthésique. Malgré tous mes efforts, pendant son sommeil hypnotique, je ne pus le faire parler ou agir. Il reproduisait mes paroles, mes gestes, mon rire, mes moindres actes. On aurait dit que rien de moi ne pénétrait en lui, que tout était réfléchi.

Pendant une de mes séances, je découvris un polype muqueux dans chaque narine et je formai le projet de les lui enlever, devant témoins, pendant son sommeil. Malheureusement j'attendis plus de deux mois pendant lesquels la santé du malade se rétablit complètement. Aussi, lorsque je voulus l'hypnotiser pour l'opérer, je n'y pus parvenir. Il avait perdu sa *sensibilité*.

Cette première partie de l'histoire de mon malade offre le plus grand intérêt. J'appelle seulement l'attention sur les points suivants :

1° Les accidents nerveux étaient apparus, pour la première fois, après des séances d'hypnotisme faites brutalement, sans aucune prudence et dans un but expérimental et de curiosité ;

2° La pseudo-méningite disparut, au contraire, brusquement et complètement après une seule hypnotisation, conduite avec calme et uniquement destinée à soulager le malade.

L'opposition de ces deux faits montre, me semble-t-il, de la manière la plus nette, les craintes que l'hypnotisme doit inspirer et les bienfaits qu'on peut en attendre. Le but que l'on poursuit et les moyens que l'on emploie ont la plus grande importance.

Quant à la manière dont les accidents doivent être interprêtés, voici ma pensée :

Edmond X... est névropathe et exposé, à ce titre, à tous les accidents névropathiques. Il avait, lorsque je l'observai, d'abord une céphalée, plus tard une céphalalgie des plus intenses, survenant par crises. Pendant ces crises on l'entourait, pour le calmer. On lui appliquait, sur le front, des compresses qui étaient fréquemment renouvelées, et ces manipulations, faites dans un autre but, l'hypnotisaient. Une fois hypnotisé, tous les contacts étrangers devenaient pour lui une occasion de souffrance et d'agitation. C'est ce qui explique ses mouvements désordonnés et sa résistance à toute intervention.

Ce n'est pas la première fois que je vois des accidents pareils et j'ai la pensée que souvent les choses se passent ainsi chez les hystériques ; aussi ai-je toujours le soin de recommander qu'on n'intervienne pas pendant leurs attaques. Peu d'interventions leur sont utiles, presque toutes les offensent et, dans bien des cas, il ne faut pas attribuer à une autre cause l'extraordinaire durée de certaines crises. Le mieux est de renoncer aux aspersions, aux inhalations, aux interpellations, dont il est si difficile de s'abstenir, et de se borner à laisser auprès de la malade une personne sympathique qui l'assiste et écarte d'elle tout danger, en attendant que le dénouement se produise.

J'interrogeais un jour une malade somnambule sur la manière dont s'était produite une crise de catalepsie, dont je n'avais pu être le témoin et elle me répondit : « Je m'étais endormie seule, comme quand je suis magnétisée (somnambulisme naturel) et une personne *en me touchant* m'a fait *tomber*. »

Les explications qu'elle et les assistants me donnèrent sur le mot tomber me firent comprendre qu'il s'agissait d'une véritable attaque de catalepsie. M. Dumontpallier n'a pas, du reste, méconnu ce danger des interventions inopportunes, car, en faisant connaître les procédés à employer pour faire passer les sujets hypnotisables de la léthargie dans la catalepsie, et de celle-ci dans le somnambulisme, il recommande de ne point se tromper, les erreurs étant pleines de périls et pouvant produire les accidents les plus graves.

A aucun moment, pendant les diverses séances d'hypnotisation auxquelles je soumis Edmond X., je n'eus recours à la suggestion verbale, mentale ou autre. Je me bornai à l'endormir et à le calmer. Toute suggestion, du reste, eût été difficile, le sujet ne *recevant* pas les ordres mais les *réfléchissant*. « Avez-vous mal ? » lui disais-je. Il me répondait : « Avez-vous mal ? » sur le même ton. Si je riais, il riait; si je m'impatientais, il s'impatientait. Il *réfléchissait* tout ce qui venait de moi comme un miroir.

Un dernier point est à signaler dans l'observation de mon malade : c'est l'impossibilité dans laquelle je me trouvai de le magnétiser deux mois après sa maladie, lorsque sa santé était parfaite. Cela prouve que, chez ce sujet au moins, la sensibilité à l'hypnotisme est un phénomène morbide. Nous allons, en effet, la voir reparaître avec la maladie.

Obs. II. — *Crises d'hystéro-épilepsie guéries par l'hypnotisme et la suggestion.*

Après sa première maladie, Edmond X.. quitta Lille et séjourna dans le centre de la France pendant dix-huit mois. Sa santé était parfaite. Vers la fin de 1885 il recommença à se plaindre de céphalalgie et, le 1er janvier, il fut pris d'une première attaque d'hystéro-épilepsie des plus violentes. Pendant plusieurs semaines ces crises se renouvelèrent presque tous les jours. Le 24 janvier, on dut ramener ce malheureux à Lille. Le 25 et le 26, il fut pris, à la même heure, sans cause occasionnelle apparente. Cinq ou six personnes suffisaient à peine pour le contenir. Le second jour on dut même pour le calmer lui faire respirer du chloroforme.

Le 27, je l'hypnotisai, sans le prévenir, et, pendant son sommeil, je lui suggérai de ne pas avoir de crises le jour même et les deux jours suivants. Il n'en eut pas. L'hypnotisation avait été rapide et effrayante pour les assistants (il y en avait deux convaincus que je courais un véritable danger). J'avais usé, comme précédemment, du regard. Le sujet était debout devant moi, les yeux fixés sur les miens (je simulais une inspection de l'œil). En une minute la pupille se dilatait, les yeux s'ouvraient démesurément et le malade se précipitait sur moi, face contre face et poitrine contre poitrine, avec une force capable de me renverser. Je ne puis comparer ce mouvement qu'à celui du fer doux se précipitant sur un puissant aimant. Pour calmer cette impulsion, je n'eus qu'à abaisser les paupières et, à partir de ce moment, le sujet fut d'une docilité parfaite.

Le 30 eut lieu la seconde séance, qui fut accidentée. Je constatai ce jour là, avant l'hypnotisation, l'anesthésie des membres supérieurs et de la face et la conservation de la sensibilité au cou et à la tête. Par suggestion, pendant le sommeil d'abord, pendant la veille ensuite, je réveillai la sensibilité.

Pour hypnotiser, je procédai comme à la précédente séance, seulement, pour éviter le choc qui s'était produit la première fois, j'abaissai les paupières dès que les pupilles commencèrent à se dilater et les yeux à s'ouvrir. Le sujet s'endormit et parut être dans ma main. Il n'en était rien, car, dès que je voulus lui donner un ordre, il refusa de l'exécuter et prit vis-à-vis de moi une attitude agressive : il frappait du pied, sa figure exprimait la colère et il s'avançait menaçant. Pour le réduire, je devais appuyer fortement sur son front et serrer sa main avec violence. Je le sentais alors mollir et comme s'affaisser sous moi. La chose fut bien pire quand je voulus le réveiller et j'eus un vrai moment d'anxiété, car la scène dura une bonne demi-heure. D'ordinaire, je l'éveillais en soufflant sur sa face et, brusquement, il passait d'un état à l'autre, un peu étonné et ne cessant pas de sourire. Cette fois, rien de pareil : Quand je lui disais impérieusement : « Réveillez-vous » il frappait le sol du pied, tournant sa face vers moi d'un air menaçant et disait : « non ». Si je soufflais sur ses yeux, je sentais ses muscles se raidir, son tronc se porter en arrière et se dessiner l'arc de cercle qui marquait le début de toutes ses attaques d'hystéro-épilepsie. Rapidement, je le ramenais en pressant sur son front et en cessant de souffler. Chaque nouvelle tentative renouvelait pareille menace et j'étais toujours obligé de revenir en arrière. Après un plus long repos, combinant la pression sur le front et la pression de la main, qui amenait la résolution musculaire, et les insufflations répétées, je l'éveillai. Il n'éprouvait aucun malaise et, depuis, il n'a plus eu de crises.

J'ai donné en détail cette observation parce qu'elle me paraît, à tous les points de vue, instructive, et qu'elle montre combien sont fondées les réserves que j'ai faites, au début de cet article.

Comment se serait tiré d'embarras un débutant aux prises avec les résistances que j'ai eu à combattre ? Quelle responsabilité n'aurait-il pas encourue, s'il n'avait pas été médecin, et que, par son intervention, une crise d'hystéro-épilepsie se fût produite ?

Je me suis demandé, après coup, pourquoi cette résistance et j'ai cru en trouver la cause dans la rapidité avec laquelle j'avais abaissé les paupières dans la crainte d'un choc. Ce sujet n'était pas tout à fait en ma possession et je l'avais saisi dans un état intermédiaire qui n'est pas le sommeil complet.

Je pourrais encore présenter bien des observations utiles sur ce fait ; mais il faut savoir se limiter. Du reste, j'ai d'autres exemples à citer qui me fourniront l'occasion d'autres réflexions pratiques.

Dans cette seconde épreuve, j'avais eu recours à l'hypnotisation et à la suggestion.

Obs. III. — *Paraplégie hystérique, anorexie et vomissements, datant de sept ans, guéris par l'hypnotisation et la suggestion combinées.*

Mad. P., âgée de 44 ans et mère de trois enfants, était, en 1867, retenue, depuis sept ans, dans son lit et dans l'impossibilité presque absolue de s'alimenter, par suite de vomissements. Elle avait subi plusieurs traitements en province et à Paris et aucun n'avait réussi. Lorsque je la vis, elle-même me parla de sa sensibilité au magnétisme et me demanda d'essayer. Je le fis sans conviction, et ma surprise fut grande lorsque que je vis que je réussissais. Je ne connaissais rien alors et craignais d'être dupe, aussi je procédai avec une grande circonspection. Peu à peu mes lectures et l'expérience m'enhardirent et je pus produire chez Mad. P. : le sommeil, l'analgésie et l'anesthésie, la tolérance de l'estomac, etc. etc., et cela à volonté. Je réussissais ainsi à l'alimenter, à calmer ses douleurs et à assurer son repos. Ce n'était pas assez, il fallait rendre la force à ses jambes. Je profitai d'abord de son sommeil et constatai qu'elle pouvait se lever et marcher sans douleur et sans fatigue. A son réveil la paralysie avait reparu. Plusieurs fois je renouvelai l'expérience et un jour même je fis avec Mad. P. endormie et son mari une promenade de quatre kilomètres. Nous restâmes plusieurs heures dehors et prîmes un repas auquel Mad. P. participa. A notre retour, elle n'éprouvait aucune fatigue et dinait comme d'habitude quoiqu'elle eut beaucoup mangé avant. J'ignorais alors les effets extraordinaires produits par la suggestion. Leur connaissance m'eut permis de hâter la guérison de la malade qui tarda encore, et ne fut à peu près complète qu'après plusieurs mois de traitement.

L'étude attentive de ce fait, les lectures qu'il m'inspira d'entreprendre avancèrent mon éducation et, au bout de quelques mois, j'étais en état de gouverner ma malade et de la débarrasser, en quelques instants, de tous les accidents qui pouvaient survenir, ma présence même n'était pas nécessaire.

Le rétablissement de sa santé avait permis à Mad. P. de quitter Paris et de rejoindre son mari, fonctionnaire en province. Je la suivais de loin et bien souvent il m'arriva de conjurer, par une simple lettre, ou par une pratique quelconque, que je prescrivais, des accidents nerveux divers, tels que douleurs, vomissements, insomnie, etc. Plusieurs fois cependant la gravité des crises m'obligea à me déplacer moi-même et toujours, en quelques minutes d'hypnotisation, je pus y mettre fin. C'était une chose vraiment surprenante de voir une malade qui, depuis huit jours, était couchée avec des maux de tête incessants et des vomissements incoërcibles se lever, manger et boire, comme elle ne faisait jamais étant en santé, et accuser un parfait bien-être. Le magnétisme avait une grande action sur les chagrins même et, en plusieurs circonstances, il m'est arrivé d'atténuer les douleurs morales de Mad. P. et de lui donner la force de les supporter. Sur elle il n'est presque rien que je n'eusse tenté avec la certitude du succès.

Mad. P. vit encore et voilà près de vingt ans qu'une pareille action se maintient. Par suite de la longueur du traitement et de l'intimité des rapports qui en est résultée entre la famille de Mad. P. et son docteur, toutes les actions ont été combinées et on ne peut déterminer quelle part doit être faite à l'hypnotisation et quelle à la suggestion. Bien souvent même il m'eût été difficile de dire si tel acte avait été suggéré pendant la veille ou pendant le sommeil, tant le passage de l'un à l'autre était rapide.

Obs. IV. — *Délire nerveux, dans le cours d'un érysipèle grave, traité et guéri par la suggestion.*

M. T ....., homme politique d'une quarantaine d'années fut atteint, dans le courant du mois d'avril 1869, d'un érysipèle du cuir chevelu des plus graves. Il était traité par le professeur C.., dont j'étais alors l'interne. La fièvre était des plus intenses et le délire violent et continu nécessitait une surveillance de tous les instants. Il en vint à un tel point que, autant pour le repos de la famille que pour celui du malade, qui s'épuisait par ses discours et son agitation, M. C. et M. B., médecin-consultant, jugèrent à propos de recourir au chloroforme. Une première administration amena quelques heures de calme, aussi, le délire s'étant réveillé, me pria-t-on de rester auprès du malade pour le chloroformer en cas de besoin. J'arrivai auprès de lui vers deux heures. Dans le salon qui précédait la chambre du patient se trouvaient sa mère, sa femme, sa garde et plusieurs de ses amis. Nous étions en tout huit personnes: On se demandait comment je pourrais être introduit et, surtout, comment je serais accepté, tous les nouveaux venus ayant jusque là provoqué des crises. Il fut convenu que nous entrerions tous ensemble dans la chambre et que je profiterais de sa surprise pour m'insinuer auprès de M. T. Nous entrâmes, comme il avait été convenu, les personnes connues et amies me précédant et me couvrant, pour ainsi dire ; moi-même j'étais assez ému par cette scène et je ne pensais à autre chose qu'à voir le malade. J'étais à peine entré que son regard se fixait sur moi et qu'il s'ecriait : « Voilà deux yeux avec lesquels nous ferons quelque chose. Allez-vous en tous, tous. »

Surpris et heureux, en même temps, les assistants sortirent et me laissèrent en tête à tête avec M. T., qui me prit les deux mains avec force et me raconta, sur un ton mystérieux, les rêves conçus pendant son délire. Pendant ce temps, je l'écoutais sans mot dire et en le regardant fixement. Quand il eut fini, il me dit : « Maintenant tu sais tout, je ferai ce que tu voudras. Toi tu es la force » ; et me serrant fortement les mains, il ajoutait : « Envoie-moi encore du fluide ; tu me fais du bien. » A partir de ce moment, je comprenais mon rôle et je le remplissais. Quelques minutes après le malade, calmé par ma présence et par mes paroles, dormait paisiblement et je pouvais le quitter pour annoncer à sa famille l'heureuse nouvelle ; mais il se réveillait presque aussitôt après mon départ et me réclamait à grands cris. Je rentrais immédiatement et ne le quittais plus jusqu'au soir. Le reste de la journée se passait dans le calme, le malade obéissant servilement à tous mes ordres. Pendant la nuit, je fus remplacé par un jeune confrère qui ne put rien obtenir, et le délire et l'agitation durèrent sans interruption.

Le lendemain, je fus accueilli comme la première fois et, à partir de ce moment, je ne quittai plus mon malade. Pendant plusieurs nuits, je couchai dans sa chambre et sa docilité ne se démentit pas une minute.

Je n'hésite pas à mettre cette cure à l'actif de l'hypnotisme. Mon malade fut en effet hypnotisé et je doute fort que le résultat obtenu eût été aussi satisfaisant si je n'avais pas, du premier coup, compris en présence de quels phénomènes je me trouvais. M. B. et M. C. l'ignorèrent, aussi ne purent-ils jamais comprendre ce qui s'était passé. Le premier vint voir M. T. lorsque j'étais auprès de lui depuis deux heures : il s'approcha de lui, étonné de ne pas entendre ses cris et le découvrit un peu brusquement pour prendre sa main et tâter son pouls. Ce simple mouvement provoqua quelques contractions des muscles de la face qui furent prises pour des convulsions ; aussi, lorsque M. B. se retira quelques minutes après il me dit : « vous pouvez faire ce que vous voudrez », et à partir de ce jour, il ne revint plus. Grand fut son étonnement lorsqu'il apprit, quelques jours après, que le malade allait mieux. Quant à M. C., il ne lui fut plus possible de pénétrer auprès de lui sans provoquer des scènes violentes et, quand il était parti, M. T. nous suppliait, en grâce, de ne plus le laisser entrer tout en disant qu'il avait pour lui la plus vive amitié. Ma situation était des plus fausses, aussi tous mes efforts tendaient-ils à préparer la rentrée de M. C.

Un jour (c'était le troisième depuis mon arrivée) que je tâchais d'amener mon malade à faire bon accueil à son médecin, il me promit de le recevoir ; mais, deux minutes après, il était pris de nausées et faisait les plus grands efforts pour vomir : « Tu vois, me dit-il, c'est le vomitif qu'il m'a donné. » M. C. lui avait, en effet, donné un vomitif au commencement de sa maladie.

Obs. V.— *Phtisie pulmonaire au 3e degré. Hypnotisation sans sommeil et sans suggestion. — Amélioration marquée.*

Clémence F., jeune femme de 27 ans, devient mère pendant le siège de Paris et nourrit son enfant. Une de ses amies étant morte en couches laissant un enfant vivant, elle le nourrit en même temps que le sien pendant plusieurs mois. Ce fut là la cause de sa tuberculose. Elle avait des craquements aux deux sommets, en juillet 1871. Je la traitai à ce moment et son état s'amenda. En décembre elle eut une rechute et, au mois de mars 1872, elle était arrivée au dernier degré de la phtisie (excavations aux deux sommets, infiltration dans tout le poumon gauche, diarrhée, fièvre hectique, sueurs nocturnes).

Elle ne quittait pas son lit et ne s'alimentait plus. Elle paraissait n'avoir que quelques jours à vivre. C'est dans ces conditions que j'essayai de la magnétiser.

La première séance eut lieu le 16 mars et dura de 25 à 30 minutes. La malade ne s'endormit pas mais accusa un grand bien-être. Toutes ses douleurs avaient disparu et elle éprouvait dans tout son corps une chaleur bienfaisante.

Le 18 je fis une nouvelle séance qui donna le même résultat que la première et ainsi les jours suivants.

Je trouve dans mes notes que le 23, les vomissements et la diarrhée avaient disparu, ainsi que les douleurs d'estomac et d'entrailles et que la gaité et l'appétit étaient revenus. (Elle prenait tous les jours 300 gr. de viande crue, indépendamment des autres aliments qui pouvaient lui plaire).

L'amélioration continua ainsi jusqu'au 6 avril. Je fus obligé à ce moment de quitter Paris et cette malade retomba rapidement. Elle mourut fin mai.

L'hypnotisation, sans sommeil, sans suggestion directe, avait suffi pour faire disparaître presque tous les phénomènes morbides et rendre son état sensiblement meilleur. Il était trop tard pour espérer une amélioration durable, mais on peut se demander ce qui serait advenu si on avait eu recours à ce moyen quelques mois plus tôt.

Obs. VI. — *Paralysie et atrophie musculaire de cause saturnine. — Curieux effets de l'hypnotisme.*

Au mois de mai 1870 entra dans le service de M. Chauffard, à l'hôpital Necker, une malade atteinte de coliques saturnines. Grâce au traitement, les coliques disparurent vite, mais peu après survinrent des paralysies musculaires multiples bientôt suivies d'atrophie.

En quelques semaines cette malade était réduite à une maigreur extrême et à une impuissance absolue ; elle ne pouvait se tenir sur ses jambes ni se servir de ses bras. On devait la faire manger. Les bains, les douches, la strychnine n'avaient produit aucun effet lorsque j'essayai de l'hypnotiser.

Sans lui rien dire (c'était une malade très peu intelligente) j'appliquai une de mes mains sur son front, tandis que de l'autre je tenais une de ses mains. Au bout d'un quart d'heure elle dormait. A peine était-elle dans cet état qu'elle faisait les plus grands efforts pour mouvoir ses bras. Le lendemain j'obtins le même résultat et ainsi les jours suivants. Cette malade, les yeux fermés et s'aidant de toute sorte d'artifices, saisissait avec l'une de ses mains la corde de son lit. Comme ses fléchisseurs agissaient encore elle tenait très bien la corde et s'en servait pour se livrer à une gymnastique très bien entendue. Le médecin le mieux instruit n'aurait pas mieux dirigé ses mouvements. Après avoir fait ainsi travailler un bras elle faisait travailler l'autre de la même manière et cela sans aucun secours, sans aucun ordre. Si on lui parlait, elle ne répondait pas, si une personne autre que moi la touchait sa figure exprimait la souffrance.

J'essayai chez cette malade l'hypnotisation par un objet brillant et j'obtins des effets très remarquables : Je lui faisais regarder attentivement ma montre ; au bout d'un instant son regard devenait fixe, sa respiration rapide ; tout dans son être semblait converger vers l'objet. Sa figure exprimait le plus vif désir. Si je lui abandonnais ma montre elle l'embrassait, l'appliquait sur sa poitrine et se couchait dessus ; au bout d'un instant elle était tranquille. Si on voulait la lui enlever, sa respiration devenait très fréquente et tout chez elle exprimait la plus vive anxiété. Si, au lieu de lui donner l'objet, on l'écartait d'elle, elle le suivait d'abord du regard, faisait effort pour l'atteindre et, si on l'éloignait trop, elle se laissait glisser à bas de son lit et allait jusqu'à lui en rampant. J'ai plusieurs fois fait cette expérience devant témoins.

Après quinze jours de ces pratiques, l'état de cette malade était sensiblement meilleur et permettait d'espérer une guérison ; malheureusement la guerre survint et le service dut être évacué.

Dans ce cas il ne peut être question de suggestion sous aucune forme ; la malade ne sut jamais ce qu'on faisait ni ce qu'on demandait d'elle. Jamais je ne lui donnai un ordre ni ne fis de réflexion. Je me trompe, j'essayai plusieurs fois de lui donner *mentalement* des ordres simples. Il me parut qu'elle les exécutait.

Je pourrais encore citer des faits anciens, dont quelques-uns très curieux; mais je craindrais d'abuser et j'en viens à des faits plus récents, tous relevant de la médecine suggestive. Je ne citerai aujourd'hui que ceux observés pendant l'état de veille.

Obs. VII. — *Aphonies nerveuses guéries par la suggestion.*

J'ai publié, il y a quelques années, un petit travail sur le traitement de l'aphonie nerveuse par l'électricité. Aujourd'hui j'ai renoncé à ce mode de traitement et j'en emploie un plus simple qui réussit toujours : c'est la suggestion, à laquelle je joins quelques pratiques de nature à frapper l'imagination des malades : tantôt, c'est le massage du larynx et de la région hyoïdienne, tantôt l'introduction dans la gorge d'un instrument quelconque : manche d'un marteau à percussion, miroir laryngien, etc. Cette manière de procéder me fut inspirée par une jeune malade hystérique et aphone. Je lui avais plusieurs fois rendu la voix par la faradisation, lorsque l'examinant un jour au laryngoscope je constatai qu'avant toute excitation la voix était revenue. A partir de ce moment j'eus recours à ce moyen et à d'autres aussi simples et ils réussirent. J'essayai de ce procédé chez quelques autres malades et toujours avec succès, si bien que, depuis plusieurs années, je n'en emploie par d'autres et que je ne trouve pas de cas rebelles quoique les aphonies soient fréquentes. Je ne réussis pas seulement dans les cas d'aphonie complète et dite nerveuse ; la raucité et l'aphonie de cause inflammatoire disparaissent souvent par l'emploi de ce moyen, ce qui me fait dire que les aphonies ne sont pas dues à l'inflammation mais au trouble nerveux qui l'accompagne.

Autres paralysies. — Il n'y a pas que les paralysies des cordes vocales qui soient guéries par la suggestion. J'en ai vu plusieurs autres céder immédiatement à un ordre, donné avec assurance, ou à une simple friction. Je ne citerai que le cas suivant :

Obs. VIII. — *Paralysie des extenseurs du pied et de la jambe droite guérie par la suggestion.*

Caroline M......, jeune fille manifestement hystérique, entra salle St-Joseph N° 5, se plaignant d'une impotence de la jambe droite qu'elle attribuait à une entorse. Cette impotence datait de sept semaines. Après l'avoir examinée je sus que l'entorse avait été peu grave et qu'elle n'avait donné lieu à aucune atrophie. J'en tirai la conclusion que la paralysie était hystérique et j'annonçai qu'elle allait guérir instantanément. Je fis, en effet, quelques frictions après lesquelles la madade put mouvoir librement son pied et sa jambe. Quelques jours après elle sortait guérie.

Dans ce cas, je n'avais même pas essayé de l'hypnotisation. Quelquefois les effets de la suggestion ne sont pas complets à la première séance et il est nécessaire d'en faire plusieurs. Le cas suivant est de ce nombre.

Obs. IX. — *Paraplégie hystérique consécutive à une pneumonie guérie par suggestion.*

Amand T......, 39 ans, reçut il y a 20 ans, étant soldat, un coup de feu dans la cuisse et des coups de crosse, quand il fut tombé. Pendant trois jours il resta sans connaissance et, à la suite, il demeura paraplégique, ce qui lui valut son congé et une pension. Sorti de l'armée il guérit graduellement de sa paraplégie.

En 1882, il contracta une pleurésie du côté gauche. Pendant la convalescence il fut paraplégique et dut, pendant six mois, se servir de béquilles. Graduellement il reprit possession de ses membres inférieurs et lorsque je le traitai, en 1883, pour d'autres accidents, il marchait bien.

En février 1886, il contracta une pneumonie du côté gauche et entra dans mon service, au 5e jour, dans un état très grave. La défervescence se produisit le 9e jour et on le considérait comme devant bientôt sortir lorsqu'on constata qu'il était paraplégique. (C'est alors qu'on apprit ses paralysies antérieures). La sensibilité était abolie sur les deux jambes et les avant-bras. Elle était conservée sur le dos des pieds et des mains et sur les cuisses. Il y avait des douleurs spontanées aux articulations des genoux et des pieds. Les mains et les pieds étaient agités d'un tremblement très prononcé, qui s'exagérait pendant les contractions soutenues (trépidation épileptoïde). La sensibilité cutanée se réveillait par les frictions énergiques.

Les phénomènes parétiques étaient plus prononcés : le malade appuyé sur deux personnes, ne pouvait faire deux pas, ses jambes étaient prises de tremblement comme dans les cas de tabes dorsal spasmodique et il ne pouvait les mouvoir. Ces phénomènes étaient plus accusés lorsque les yeux étaient fermés. En somme ce malade ressemblait à certains ataxiques et, parmi les assistants, le diagnostic d'ataxie d'origine syphilitique (le malade avait eu la syphilis) fut porté.

Le passé m'étant connu je pensai à l'hystérie et j'essayai de la suggestion. Le premier jour le malade put faire, avec le seul secours de mes mains, le tour de la salle ; mais la fatigue était extrême et l'anhélation grande. La sueur perlait sur le front et tout le corps était agité d'un tremblement très prononcé.

Le lendemain la marche fut plus facile et en quelques jours le malade put marcher seul.

Chez un tout jeune enfant j'ai pu guérir, en quelques minutes, une paraplégie datant de quatre mois. Ce fait me paraît encore digne d'être cité.

Obs. X. — *Paraplégie consécutive à une fièvre typhoïde guérie en quelques minutes chez un enfant de 7 ans.*

Au mois de juin dernier, j'étais consulté par un père de famille désolé qui me racontait le fait suivant : Au mois de janvier précédent, deux de ses enfants avaient été atteints de fièvre typhoïde ; l'un d'eux était mort, l'autre, atteint moins sévèrement, était guéri; mais il était resté paralysé des jambes. Il ne pouvait se tenir debout et était confiné depuis cinq mois dans son lit. Le mal paraissait même s'aggraver puisque, depuis quelques semaines, il ne pouvait retenir ses urines. Toutes les médications avaient échoué et, successivement plusieurs médecins s'étaient retirés en disant : « Que ce serait une maladie fort longue. » Le lendemain, j'allai visiter l'enfant, et, pour me rendre compte de l'état de ses muscles, j'emportai un appareil à courants induits de Chardin. Je trouvai le malade dans son lit et très disposé à l'indocilité. Il ne répondit rien à mes questions et ne se prêta à aucune des expériences que je voulus tenter. Je pus cependant constater que les jambes n'étaient pas tout-à-fait paralysées : l'enfant pouvait les déplacer dans son lit. Elles ne paraissaient pas non plus atrophiées. J'essayai de lever le petit malade et de le mettre sur les pieds, mais il poussa de grands cris et je sentis ses jambes fléchir. Comme je ne croyais pas à la réalité de cette paralysie ou plutôt que je la croyais de cause psychique, je priai la mère, dont la faiblesse pouvait me gêner, de se retirer et je restai seul avec le père. Alors, je plaçai l'enfant les bras appuyés sur une table, son père le tenant suspendu, et je l'électrisai le long du rachis. Il poussa des cris ; mais je ne m'interrompis pas et me bornai à lui dire que je continuerais jusqu'à ce qu'il se tînt debout. Une minute après, il était sur ses pieds et se tenait seul. Pour le faire marcher, il me suffisait de le menacer d'une seconde séance. Je n'avais pas quitté la maison qu'il était dans les champs avec ses petits camarades. Depuis, la guérison s'est maintenue.

Il ne me paraît pas possible d'attribuer cette guérison à l'action de l'électricité. Elle est bien de même ordre que les précédentes ; le moyen que j'ai employé pour suggestionner le sujet a seul différé.

Il faut se garder de croire qne la suggestion soit toujours efficace la première fois qu'on l'emploie, et qu'il soit toujours sage d'y renoncer après un ou deux essais infructueux. J'ai vu des cas dans lesquels tous les moyens habituellement employés ayant échoué pendant des mois, un dernier réussissait d'une manière surprenante. Je crois devoir citer le suivant qui est un des plus remarquables à tous les points de vue. Il s'agit d'un homme que j'eus dans mon service pendant près de six mois et qui présenta toute sorte d'accidents. Rien ne put modifier son état. Sur sa demande, il fut admis à faire le pèlerinage de Lourdes, et à la seconde immersion, il fut subitement guéri. Je mets cette guérison qui dura peu de jours, du reste, sur le compte de la suggestion. Loin de moi la pensée de nier les miracles qui s'accomplissent tous les jours dans ce lieu de pèlerinage si justement célèbre, et de critiquer le sentiment de foi qui y porte les populations ; mais je crois faire œuvre utile en montrant qu'à côté des guérisons miraculeuses il en est de purement naturelles, dues, exclusivement, à l'imagination des sujets. Ainsi s'expliquent les rechutes fréquentes qui se produisent au retour.

OBS. XI. — *Hémiplégie et hémianesthésie persistantes, crises d'hystéro-épilepsie, contractures, hemorrhagies diverses, etc.— Guérison subite à Lourdes de l'hémiplégie et de l'hémianesthésie.*

Albert R... entra à l'hôpital Sainte-Eugénie le 6 avril 1882. Il vomissait et urinait du sang et racontait l'histoire suivante :

Le 4 mai 1881, revenant d'Australie sur un grand vapeur, il tomba dans le port de Plymouth, d'une hauteur de 12 ou 15 mètres et fut transporté sans connaissance à l'hôpital. Revenu à lui il entendait et voyait bien, mais éprouvait des douleurs de tête atroces du côté gauche. On lui fit des injections de morphine et, le 13 mai, on le trépana (le malade prétend avoir conservé longtemps le fragment d'os qu'on lui enleva). Le soulagement fut immédiat et permit de diminuer le nombre des injections. Il sortit de l'hôpital le 15 septembre, éprouvant encore des douleurs et faisant quelques injections, et entra dans une maison de convalescence où il resta un mois.

Le 5 avril 1882, étant encore sur un navire, il tomba dans la soute au charbon et fut trouvé, sans connaissance, le corps plié en deux sur la traverse en fer qui sert à diviser les gros blocs. Lorsqu'on le retira il vomissait et urinait du sang (depuis la veille il n'avait pas fait d'injection de morphine). Quand il eut repris connaissance on put le mettre au chemin de fer et le diriger sur Lille, où il arriva le 6. Pendant le trajet il fut très souffrant, aussi, à son arrivée, on le conduisit à l'hôpital, sa chute récente le fit placer d'abord en chirurgie. A ce moment il éprouvait de vives douleurs dans la région abdominale et dans la tête du côté droit, (il ne ressentait plus rien à gauche) vomissait et urinait du sang. Il pouvait marcher en traînant la jambe gauche et avait de la parésie du bras gauche.

Le lendemain il eut une attaque qu'on prit pour une syncope et à la suite il fut hémiplégique et hémianesthésique. C'est alors que je fus appelé à le voir et qu'il fut transféré dans le service de médecine. L'hémiplégie et l'hémianesthésie étaient complètes. Il avait aussi des troubles sensoriels : il voyait mieux de l'œil droit et pour lire il était obligé de fermer l'œil gauche. De ce côté il voyait les couleurs complementaires. Sourd de l'oreille droite il entendait très bien de l'oreille gauche. Le goût était aboli de ce côté. La vessie était paralysée et on devait le sonder. Pendant une dizaine de jours, les urines furent sanglantes. Plus tard il y eut de l'incontinence d'urine.

Au niveau du point où avait été pratiquée la trépanation existait une petite cicatrice et l'os faisait un peu saillie. La pression à ce niveau déterminait un retentissement douloureux de l'autre côté.

J'essayai d'abord l'application de plaques métalliques (or, argent, cuivre, fer, etc). Le résultat fut nul. En mai se produisirent, sans cause connue, des vomissements sanguins abondants qui durèrent huit jours. Ils survenaient plusieurs fois par jour et s'accompagnaient de vives douleurs à la région épigastrique. Le sang était poisseux, noirâtre, non mélangé d'aliments, de salive ou de pus et répandait une odeur infecte. Deux fois l'interne fut obligé d'intervenir pour retirer les caillots qui obstruaient le pharynx et menaçaient d'asphyxier le malade. Les douleurs dans la tête étaient toujours vives et nécessitaient 2 ou 3 injections morphinées par jour.

Toutes les médications demeurèrent sans effet, même l'hypnotisation qui produisait un demi sommeil mais augmentait les douleurs.

En juillet, les mouvements étaient partiellement revenus dans le bras. La paralysie de la jambe était complète et l'hémianesthésie persistait.

Le 9 août, pendant la visite, se produisit une attaque épileptiforme avec perte complète de connaissance. Le malade poussa un cri, tourna sur lui même, de gauche à droite, et tomba de son lit. Depuis la veille il se plaignait de malaises et de douleurs plus vives dans la tête. Lorsqu'on le releva il saignait de la narine droite et, un moment après, on s'aperçut qu'il saignait aussi par l'oreille gauche, le côté droit était contracturé ainsi que la langue (la face inférieure regardait en haut et un peu à gauche). Dans la journée les crises convulsives se renouvelèrent trois fois.

Le 10 août, à tous les accidents précédemment mentionnés, s'ajoutait la chute de la paupière gauche. Cet accident disparaissait le soir, de même que la contracture du pied droit.

Le 11 la contracture de la langue persistait et on notait une seconde fois, l'écoulement de sérosité séro-sanguinolente par l'oreille gauche.

Le 12 à trois reprises, écoulement séro-sanguinolent par l'oreille gauche, disparition de la contracture de la main droite.

Le 17 la contracture de la langue avait presque disparu. La paralysie persistait toujours. Le malade, qui n'avait pas quitté le lit depuis son entrée, demandait des béquilles, qui lui étaient accordées.

Peu de temps après, gêné par sa jambe gauche, qu'il traînait après lui comme un appendice inutile, il demandait un pilon qu'on lui accordait également. Ainsi armé il pouvait circuler dans l'hôpital. Les muscles fléchisseurs de la cuisse sur le ventre se contractaient.

Je le gardai jusqu'au 10 septembre sans que son état se modifiât.

Mon diagnostic était hystérie probable, mais j'étais et je suis encore très embarrassé pour expliquer ces vomissements de sang absolument infect, qui se renouvelèrent à plusieurs reprises. Je me tins en garde contre toutes les fraudes et je ne pus rien découvrir, de sorte que je crois, malgré qu'il me soit démontré que ce malade était menteur et cherchait souvent à tromper, à la réalité des accidents que j'ai observés.

Il partait le 10 ou le 11 septembre pour Lourdes, dans un train de pélerins. Son état était des plus pénibles et inspirait une profonde pitié. (Je dois dire que pendant les 5 mois pleins qu'avait duré son séjour, Albert R. n'avait rien fait qui révélât une foi vive ou même des sentiments religieux ordinaires).

A son arrivée, il se plongea une première fois dans la piscine et n'éprouva rien, le lendemain il renouvela la même opération et il fut subitement guéri. Il put abandonner ses béquilles et son pilon et aider pendant toute la journée les autres malades.

L'émotion fut grande, parmi les assistants et au loin, lorsque la nouvelle fut connue, et je reçus de nombreuses lettres me demandant des détails sur ce cas. A tous, je répondis qu'il fallait attendre avant de rien publier. Les directeurs religieux du pèlerinage furent de mon avis et bien nous en prit, car, une quinzaine de jours après, Albert R..., qui était revenu à Lille ne conservant de son mal que la céphalalgie, avait une nouvelle attaque, qui le laissait de nouveau hémiplégique et hémiparésique, et entrait à l'hôpital de Valenciennes. Chose singulière ! il racontait cette fois être tombé du haut d'un toit, de sorte que je me demande si toutes ses chûtes antérieures n'étaient pas imaginaires. En même temps qu'il avait de l'hystérie convulsive, paralytique, sensitive, sensorielle, etc., ce sujet avait aussi de l'hystérie mentale.

La guérison temporaire de ce malade fut certainement due à la suggestion. Il m'a paru utile de la publier, parce qu'il faut que le médecin connaisse toutes les ressources dont il peut disposer et que les chrétiens sachent combien ils doivent être prudents avant de déclarer une guérison miraculeuse.

Douleurs, convulsions, cécité, mutisme, etc., guéris aussi par la suggestion.

Mon travail est déjà beaucoup plus long que je ne voudrais, aussi vais-je abréger ce dernier chapitre. Il diffère très peu, du reste, du précédent.

Obs. XII. — *Névralgies et contractures guéries par la suggestion.*

Flore T. (3, salle St-Joseph), entra dans mon service se plaignant d'une contracture douloureuse de tout le côté gauche. Elle était manifestement de nature hystérique. Je l'endormis par ordre et pendant son sommeil je mobilisai ses membres. A son réveil je la déclarai guérie. Elle l'était en effet. Quelques jours après je la trouvais de nouveau couchée accusant de vives douleurs le long du sciatique. Sans l'endormir, je pratiquais la percussion le long de sa cuisse avec mon petit marteau en lui disant qu'elle allait être guérie.

En quelques minutes elle était délivrée de ses douleurs. Plusieurs fois, pendant son séjour, elle fut ainsi prise d'accidents divers et toujours il suffit d'une pression ou de la simple application de ma main pour la débarrasser. Elle le savait si bien qu'elle s'approchait de moi quand j'entrais dans la salle et qu'il n'était pas même nécessaire de la découvrir ou de la coucher.

Obs. XIII. — *Céphalalgie violente et cécité guéries par la suggestion pendant le sommeil et pendant la veille.*

Knoc, Marie, 23 ans, avait été plusieurs fois traitée dans mon service pour des accidents hystériques et des accidents syphilitiques. Ils étaient si intimement combinés que, pour certains, il paraissait difficile de dire s'ils étaient dus à la syphilis ou à l'hystérie. C'était le cas surtout pour les troubles cérébraux et oculaires. Mon collègue, M. Dujardin, examina les yeux de la malade et ne constata aucune lésion de la rétine ou des milieux de l'œil. La malade disait ne pas voir de l'œil gauche et il constata cependant, à l'aide de lunettes rouges et de verres verts, qu'elle voyait, et il conclut qu'il y avait hystérie ou simulation. La communication récente de M. Bernheim au congrès de Nancy sur l'amaurose hystérique nous apprend que les choses se passent toujours ainsi. Le 26 décembre dernier, je me décidai à recourir à l'hypnotisme pour éclairer le diagnostic et tenter la guérison. La malade fut trouvée très sensible. Rapidement elle fut délivrée de sa céphalée et de sa cécité. Je lui suggérai de voir après son réveil et, pendant toute la journée, elle se crut guérie.

Le lendemain, j'obtins le même résultat sans l'endormir et ainsi les jours suivants à de nombreuses reprises. Je fis disparaître de même son hémianesthésie. La guérison complète ne put être obtenue, la malade ayant quitté l'hôpital pour cause d'indiscipline.

Obs. XIV. — *Mutisme et paralysie de la langue guéris par suggestion.*

Deux sujets différents se sont présentés à moi atteints de cette singulière affection évidemment mentale. Depuis plusieurs semaines, ils ne parlaient pas et ne faisaient que des signes. L'un d'eux écrivait et donnait les détails les plus complets sur les phénomènes qu'il éprouvait. Tous les moyens de douceur ayant échoué, il fallut employer la menace du fer rouge qui fut instantanément efficace.

Obs. XV. — *Vomissements et convulsions hystériques guéris par suggestion.*

Got..., François, 33 ans, n'avait jamais été malade lorsqu'il fut pris dans un éboulement. Depuis, il a présenté les accidents les plus divers, que j'ai considérés comme hystériques et qu'un confrère très éclairé a publiés sous le titre de contusion médullaire. A plusieurs reprises j'ai traité avec succès ces accidents par la suggestion. C'est là ce qui nous intéresse.

En 1884, je le connus pour la première fois. Il avait eu des hémoptysies et était souvent aphone. Un moment on craignit la tuberculose. Le massage du larynx lui rendit la voix.

Plus tard, il eut des vomissements quotidiens que les traitements les plus variés ne purent vaincre. Il fut guéri par les pilules fulminantes.

Enfin, il fut pris d'accidents convulsifs hystéro-épileptiques très graves. Je lui appliquai un collier composé de plaques de cuivre, et aussitôt ses crises cessèrent. Un jour, qu'il devait prendre un bain, il quitta son collier, qu'il oublia de remettre en se rhabillant, deux heures après il avait une crise épouvantable. Il fut pris une autre fois parce que le collier s'était relâché et que ses plaques n'étaient pas disposées comme je l'avais indiqué.

Il ne me paraît pas possible d'interpréter ces effets thérapeutiques autrement que par la suggestion.

Dois-je tirer des conclusions de ces faits? Il me semble que c'est inutile. Quelle que soit leur variété, puisqu'ils se rapportent à des sujets de tout âge et de tout sexe, atteints d'affections très diverses, ils sont reliés par un lien commun. Dans tous une modification de l'état psychique a amené une heureuse modification de l'état somatique. C'est là une voie nouvelle qui s'ouvre pour la thérapeutique. Les médecins n'ont pas le droit de la négliger.

La seconde partie de mon travail avait à peine paru que je recevais, d'un de mes anciens internes, aujourd'hui médecin distingué aux environs de Lille, les deux observations suivantes qui se passent de tout commentaire :

Obs. XVI. — *Vomissements hystériques guéris, en une séance, par suggestion.*

Maria C., âgée de 25 ans, eut, il y a quatre ans, des arthropathies diverses, qui cédèrent à l'application de pointes de feu. Jusque-là sa santé avait été parfaite. A partir de ce jour elle eut des troubles de la digestion et de la menstruation, un grand affaiblissement, la boule hystérique et, *tous les soirs*, des vomissements.

Toutes les médications avaient été inefficaces. J'étais le huitième médecin appelé et, depuis trois mois, j'avais tout tenté, en vain, pour soulager cette malheureuse, lorsque la lecture du premier article de M. le prof. Desplats sur la suggestion me donna l'idée d'essayer de ce nouveau moyen.

Le lendemain je me rendis auprès de la malade et je tentai de l'endormir par le regard. N'ayant pas réussi je simulai, pour l'assistance, une séance d'électrisation. Je tenais une main de la malade et je la regardais fixement. En quelques instants elle s'endormit. Pendant son sommeil je lui ordonnai de ne plus vomir et lui assurai qu'elle ne vomirait plus. Elle ne vomit plus en effet. Je la revis quinze jours après : elle ne vomissait pas, mais se plaignait de quelques troubles digestifs qui disparurent après une nouvelle séance d'électrisation simulée.

Obs. XVII. — *Folie subite guérie par suggestion.*

Philomène S., âgée de 19 ans, ayant, au milieu d'une discussion de famille, reçu un soufflet de ses parents, devint subitement folle : elle ne reconnaissait personne et avait un délire continu. (Cette jeune fille est névropathe, sa mère était hystérique et son frère est épileptique.) — Dans son délire elle ne voyait que sa mère morte il y a plusieurs années et une de ses amies. Elle ne conversait qu'avec elles et avait un véritable délire furieux quand on l'approchait.

Je la vis deux heures après le début des accidents. Aussitôt je m'enquis des faits antérieurs et commandai qu'on me laissât seul (le père se tenait dans la chambre voisine, la porte ouverte). Je pris alors les deux mains de la malade et lui enjoignis de me regarder ; elle me répondit : « Oui, ma mère. » Après quelques minutes elle dit : « Mais ce n'est pas ma mère, c'est le docteur, » et elle s'affaissa sur une chaise. Je la plaçai sur son lit avec l'aide de son père. Aussitôt le délire reprit avec plus d'intensité que jamais. Éloignant de nouveau le père, je la rendormis et lui commandai de dormir jusqu'au lendemain. C'est ce qui arriva. Le lendemain toute trace de délire avait disparu et cette jeune fille pouvait reprendre ses occupations habituelles. (Dr Parmentier.)

Lille Imp. L. Danel.

AUTRES PUBLICATIONS DE L'AUTEUR SUR L'HYPNOTISME

1878. — Métalloscopie et Métallothérapie. (*Revue scientifique de Bruxelles.*)

1882. — Le magnétisme devant la religion et devant la science. (*Journal des Sciences médicales de Lille.*)

1882. — Le passé, le présent et l'avenir du magnétisme animal. (*Revue scientifique de Bruxelles.*)

LILLE. — IMPRIMERIE L. DANEL.

www.ingramcontent.com/pod-product-compliance
Ingram Content Group UK Ltd.
Pitfield, Milton Keynes, MK11 3LW, UK
UKHW020431220726
13923UKWH00005B/2156